# Vitamin D

Sandra Eckert

1. Auflage

# Inhaltsverzeichnis

# Vitamin D – Das Sonnenvitamin für die Gesundheit

Vitamin D, das auch als „Sonnenvitamin" bekannt ist, zieht nun seit einigen Jahren viel Aufmerksamkeit auf sich. Streng genommen handelt es sich bei Vitamin D gar nicht um ein Vitamin, sondern vielmehr um ein Hormon. Der Körper kann dies – anders als andere Vitamine – selbst herstellen. Für die Bildung ist allerdings ausreichend UVB-Strahlung durch Sonnenlicht notwendig. Das Vitamin ist im Körper an einer Vielzahl von Stoffwechselprozessen beteiligt, für die Gesundheit ist s deshalb von großer Bedeutung. Allein in Deutschland leiden etwa 80 Prozent der Bevölkerung an einem Vitamin-D-Mangel, denn die Versorgung über Sonnenlicht und Nahrung ist nicht ausreichend.

# Was genau ist Vitamin D eigentlich?

Vitamin wird den fettlöslichen Vitaminen zugeordnet und gehört zu den so genannten Secosteroiden. Cholecalciferol, Vitamin D3 gilt als der physiologisch wichtigste Vertreter, kann mit der Hilfe von UVB-Strahlung in der Haut gebildet werden. Da der Körper Vitamine nicht selbst in einer ausreichenden Menge synthetisieren kann, lässt sich Vitamin D auch nicht als Vitamin bezeichnen. Eigentlich ist es ein Hormon, das wiederum aus 7-Dehydrocholesterol gebildet wird. Zudem kann Vitamin D über die Nahrung aufgenommen werden und ist vor allem in so genannten Fettfischen enthalten.

Vitamin D kann aber auch über die Nahrung aufgenommen werden und findet sich vor allem in Fettfischen. Aber auch in Form von Nahrungsergänzungsmitteln ist eine Zufuhr möglich. Im Körper übernimmt es die Funktion eines so genannten Prohormons, über eine Zwischenstufe wird es zu Calcitriol umgewandelt.

Auf die Regulierung des Kalziumspiegels im Blut hat Vitamin D einen entscheidenden Einfluss. Auch für den Knochenaufbau ist das Vitamin von Bedeutung. Ein Mangel an Vitamin D kann bei Kindern mittelfristig zu einer Rachitis führen, bei Erwachsenen kommt es zur Ausbildung einer Osteomalzie. Durch ausreichend viel Sonnenlicht oder eine alternative Supplementierung kann die Versorgung mit Vitamin D jedoch optimiert werden.

# Die Formen von Vitamin D: D3 und D2

Vitamin hat auf die reibungslose Funktion zahlreicher Prozesse im Körper Einfluss. Als einziges Vitamin muss es nicht über die Nahrung aufgenommen werden, sondern kann vom Körper durch endogene Synthese selbst hergestellt werden.

Dennoch ist ein Großteil der Bevölkerung Nordeuropas von einem Vitamin-D-Mangel betroffen. Die Einnahme von Nahrungsergänzungsmitteln kann hier sinnvoll sein, um den Vitamin-D-Spiegel im Blut zu erhöhen und den Mangel auszugleichen.

Die einzelnen Präparate unterscheiden sich jedoch in der Art des Vitamins, denn Vitamin D kommt entweder als D3 oder D2 vor.

## Unterscheidung von Vitamin D3 und D2

Vitamin D3 und D2 unterschieden vor allem nach der Art ihrer Gewinnung. Dabei handelt es sich um recht unterschiedliche Formen des Vitamins. Beide können über bestimmte Lebensmittel oder auch als Nahrungsergänzung eingenommen werden und sich haben durchaus eine positive Wirkung auf die Gesundheit.

Vitamin D3 gilt als die natürliche Form des Vitamins. Der Körper kann es mittels endogener Synthese durch die Hilfe der Sonne über die Haut selbst herstellen. Im Winter bildet die Haut jedoch kaum bis kein Vitamin D, denn die UVB-Strahlen müssen in einer bestimmten Stärke auf die Haut treffen. Ein Mangel im Winter lässt sich durch das UV-Licht im Solarium verhindern.

Vitamin D3 kann zudem über tierische Lebensmittel zugeführt werden. Hochseefische (z. B. Lachs, Hering, Makrele, Aal), Milchprodukte sowie Innereien gelten als reich an Vitamin D3. Die Herstellung von Vitamin-D3-Präparaten erfolgt auch Lebertran oder Lanolin. Ein spezielles Vitamin D3 kann zudem aus Rentierflechte gewonnen werden, der einzigen zur Vitamin-D3-Synthese fähigen Pflanze.

Vitamin D2 hingegen wird aus Pflanzen hergestellt, weshalb sich entsprechende Nahrungsergänzungsmittel für Vegetarier und Veganer eignen. Pilze und Flechten gelten hier als die Hauptlieferanten des Vitamins. Sie bilden Vitamin D2 auf ähnliche Weise, wie der Mensch.

Im Gegensatz zu Vitamin D2 soll die Wirkung von Vitamin D3 deutlich stärker sein. Ausschlaggebend dafür ist die längere Halbwertzeit. Vitamin D2 wird also deutlich schneller ausgeschieden, wodurch wiederum die Vitamin-D-Werte im Körper schneller sinken. Zudem wird in der Leber nur Vitamin D3 in seine aktive Form umgewandelt, was bei Vitamin D2 nicht der Fall ist.

Über eine ausgewogene Ernährung kann sowohl Vitamin D3 als auch D2 aufgenommen werden. Kommt es aufgrund fehlender endogener Synthese über die Haut zu einem Mangel, Haut kann dieser mit einer Supplementierung von beiden Formen ausgeglichen werden. Mit beiden Vitamin-D-Formen lässt sich die Gesundheit fördern. Da Vitamin D zur Entfaltung seiner Wirkung auf weitere Wirkstoffe angewiesen ist, können Kombipräparate mit Vitamin K2 sinnvoll sein.



angewiesen ist, können Kombipräparate mit Vitamin K2 sinnvoll sein.

# Der Einfluss der Sonne auf die Vitamin-D-Versorgung

Wie bereits erwähnt, wird von Vitamin D auch als „Sonnenvitamin" gesprochen. Das ist auch kein Wunder, ist doch die Sonne die wichtigste Vitamin-D-Quelle überhaupt.

Vitamin D ist – wie ebenfalls schon erwähnt - das einzige Vitamin, welches der Körper mit Hilfe von Sonneneinstrahlung selbst herstellen kann. Angesichts dieser Tatsache mag man meinen, dass die körpereigene Produktion eigentlich kein Problem darstellen sollte. Doch leider ist es ein Problem.

Die heutige Lebensweise, die durch lange Arbeitstage in geschlossenen Räumen geprägt ist, trägt zu einer verminderten körpereigenen Vitamin-D-Produktion bei. Vor allem in den nördlich gelegenen Industrieländern leiden viele Menschen unter einem Vitamin-D-Mangel. Hinzu kommen noch weitere Faktoren, die zu einem Mangel führen können, der sich vor allem in den Wintermonaten zeigt.

Einflussfaktoren für die körpereigene Vitamin-D-Produktion

Welche Menge Vitamin D der Körper mit Hilfe der Sonne bilden kann, ist unter anderem von folgenden Faktoren abhängig:

- von der Jahreszeit
- vom Breitengrad des Wohnorts (oberhalb des 40. Breitengrades in der Höhe von Rom ist die Vitamin-D-Produktion in den Monaten Oktober bis März aufgrund des niedrigen Sonnenstands deutlich eingeschränkt)
- vom Hauttyp
- vom Alter
- von der Tageszeit
- von der Bewölkung
- vom Untergrund
- von der Höhenlage

Auf diese Faktoren lässt sich kein Einfluss nehmen. Weitere Faktoren, die die Vitamin-D-Produktion beeinflussen, können aber selbst „bestimmt" werden:

- die Kleidung bzw. die Hautfläche, die der Sonne ausgesetzt ist
- die Menge an Sonnenschutzmittel
- die Position (stehend, liegend, sitzend)
- Entscheidend ist die UVB-Strahlung

Für die körpereigene Bildung von Vitamin D ist nur die UVB-Strahlung von Bedeutung. Allerdings macht diese nur etwa zwei bis zehn Prozent der gesamten UV-Strahlung durch die Sonne aus. Die Intensität der UVB-Strahlung ist von der Tageszeit abhängig. Zur Mittagszeit ist sie am höchsten, in der „Feierabend-Sonne" ist die Vitamin-D-Aktivität kaum vorhanden und eine längere Sonneneinstrahlung wäre notwendig. Als Faustregel lässt sich sagen, dass die Vitamin-D-Produktion in der Mittagssonne doppelt so hoch wie in der Vor- oder Nachmittagssonne ist.

Doch nicht nur die Strahlung an sich ist von Bedeutung. Auch der Einfallswinkel der Sonne auf die Haut spielt eine Rolle. So ist die Vitamin-D-Produktion in aufrechter Position deutlich geringer als in liegender Position, weshalb ein gezieltes Sonnenbad im Liegen die beste Methode für eine ausreichend Produktion von Vitamin D ist.

# Probleme im Hinblick auf eine zu intensive Sonnenbestrahlung

Im Hinblick auf die Sonneneinstrahlung auf die Haut ist nicht nur die Vitamin-D-Produktion zu betrachten. Denn eine intensive Sonneneinstrahlung birgt auch Risiken, denn sie kann die Hautalterung beschleunigen und das Risiko für die Entstehung von Hautkrebs erhöhen.

Angesichts zahlreicher unterschiedlicher und oft „negativer" Informationen zur Wirkung des Sonnenlichts ist es inzwischen nicht verwunderlich, wenn viele Menschen das Sonnenlicht meiden oder übermäßig Sonnenschutzmittel verwenden. Doch gerade die Sonnenschutzmittel filtern die UVB-Strahlung, die für die Vitamin-D-Produktion so wichtig ist.
Um die körpereigene Vitamin-D-Synthese zu unterstützen, kann es sinnvoll sein, auf natürliche

Sonnenschutzmittel zurückzugreifen und besser Kleidung als UV-Schutz zu nutzen. Herrschen „normale Bedingungen", ist ein Sonnenschutzmittel kaum notwendig, da die Haut über natürliche Schutzmechanismen gegen eine übermäßige Belastung durch die Sonnenstrahlen verfügt.

Vitamin-D-Produktion: Aber richtig – So wird richtig gesonnt

Um dem Körper bei der körpereigenen Vitamin-D-Synthese nicht zu viel zuzumuten, ist es besonders wichtig, sich richtig zu sonnen. Die folgenden Tipps können dazu beitragen.

- Zunächst muss die Eigenschutzzeit ermittelt werden. Sie gibt den Zeitpunkt an, bis erste Rötungen auftreten. In dieser Zeit ist die Haut optimal vor den negativen Auswirkungen durch das UV-Licht geschützt, bezeichnet wird sie als minimale Erythemdosis (MED) und kann gut im Selbstversuch ermittelt werden. Ungeschützte Sonnenbäder sollten die MED nie überschreiten, meist sind 50 Prozent der MED für die Synthese von Vitamin D ausreichend. Mit zunehmender

Bräune steigt die MED, außerdem ist sie von Mensch zu Mensch individuell.

- Besonnt werden sollten immer große Hautflächen, für die körpereigene Vitamin-D-Produktion ist die Besonnung von Gesicht und Armen nicht ausreichend. Das Sonnen sollte deshalb – sofern möglich – nackt oder in Badebekleidung erfolgen. Ist das nicht möglich, dann ist der Aufenthalt in der Sonne in kurzer Kleidung empfehlenswert.

- Wichtig ist, die Haut langsam an die Sonne zu gewöhnen. Dies kann schon im Frühling passieren, denn gerade lange Sonnenbäder auf unvorbereiteter Haut können zu Hautschäden führen. Herrscht unter der Woche Sonnenmangel, dann sollten die Sonnenbäder am Wochenende ebenfalls nicht übertrieben werden.

- Sofern das Wetter dies zulässt, sollte täglich ein Sonnenbad genommen werden. Mit

Sonnenschutzmitteln sollte besonnen umgegangen werden. Mindestens die Hälfte der MED sollte das Sonnenbad ohne Sonnenschutzmittel durchgeführt werden, danach können gern Sonnenschutzmittel oder auch Kleidung zum Schutz eingesetzt werden.

## <u>Vitamin-D-Produktion im Winter</u>

Gerade im Winter ist die Sonneneinstrahlung – wie bereits erwähnt – nördlich von Rom nicht ausreichend für eine ausreichende Vitamin-D-Versorgung. Im Winter lässt sich diese deshalb mit dem Verzehr von entsprechenden Lebensmitteln, dem Gang ins Solarium oder auch mit der Einnahme von Vitamin-D-Präparaten ausgleichen.

Die einfachste, kostengünstigste sowie sicherste Methode ist dabei die Deckung des Vitamin-D-Bedarfs über entsprechende Präparate, denn vor allem die Bedarfsdeckung über Lebensmittel wäre sehr einseitig.

Auch das Solarium ist durchaus geeignet, wenn es um die Vitamin-D-Produktion geht. Allerdings bergen sie auch Risiken, weshalb nicht die schnelle Bräunung das Ziel des Solariumbesuchs sein sollte. Bereits zehn bis 15 Minuten pro Woche unter der Sonnenbank sind für die Vitamin-D-Produktion schon ausreichend.

# Der Vitamin-D-Stoffwechsel – So wird das Sonnenvitamin im Körper verwertet

Das Verständnis, wie Vitamin D im Körper funktioniert, lässt sich am besten mit dem Vitamin-D-Stoffwechsel erklären. Dabei sollten unter anderem die verschiedenen Formen, die Wirkwege, die generelle Synthese in der Haut und auch die Regulation des Vitamin-D-Hormons betrachtet werden.

Zunächst sind mehrere Umwandlungsschritte notwendig, um die Wirkung von Vitamin D auf hormoneller Ebene überhaupt möglich zu machen.

Vitamin D wird dabei erst in die so genannte Zirkulationsform 25-Hydroxy-Vitamin-D (25-OH-D) umgewandelt, in der Folge erfolgt die Umwandlung in die eigentliche Hormonform Calcitriol (1,25-Dihydroxy-Vitamin-D).

Dabei kann Vitamin zwei unterschiedliche Wirkwege durchlaufen:

- den endokrinen Weg, dem die Umwandlung zur Zirkulationsform in der Leber und die zweite Umwandlung in den Nieren erfolgt (hierfür ist eine strenge Regulierung durch verschiedene Hormone und Botenstoffe notwendig)
- der autokrine (parakrine) Weg, bei dem die Umwandlung unabhängig und ganz individuell in den Zellen direkt stattfindet

Der endokrine Weg ist immer einer hormonellen Regulation unterlegen, die von der Kalzium-Konzentration im Blut abhängt. Verantwortlich ist der endokrine Weg vorrangig für die Wirkweisen von Vitamin D auf die Kalzium-Aufnahme und somit entscheidend für die Gesundheit der Knochen.

Viele Wirkungen von Vitamin D sind aber vom autokrinen Weg abhängig. Das liegt unter anderem daran, dass in den Zellen bereits die notwendigen Enzyme für die Umwandlung von 25-OH-D in Calcitriol vorhanden sind. Für alle so genannten nichtkalzämischen Wirkungen (z. B. Wirkungen auf die Immunität oder auf die Regulation von mehr als 2.000 Genen) ist der autokrine Weg von Bedeutung.

Wie erfolgt die Vitamin-D-Synthese in der Haut?

Das die Haut Vitamin D mit Hilfe von Sonneneinstrahlung selbst produzieren kann, ist bereits bekannt. Doch wie genau erfolgt die Vitamin-D-Synthese in der Haut?

Aus chemischer Sicht wird durch die auf die Haut treffende UVB-Strahlung eine Form von Cholesterol in der Haut in das so genannte Prävitamin D – eine Vorform von Vitamin D3 – umgewandelt. Diese Vorform wird durch die entstehende Wärme noch in der Haut zu Vitamin D3 umgewandelt.

Für beide bereits genannten Wirkwege bildet Vitamin D den Ausgangspunkt. Um die Umwandlung in Calcitriol zu gewährleisten, ist ein Enyzm mit dem Namen Vitamin-D-25-Hydroxylase notwendig. Dieses sorgt zunächst dafür, dass Vitamin D3 in seine Zirkulations- und Speicherform – das Calcidiol – gebracht wird. Calcidiol stellt wiederum die häufigste Vitamin-D-Form im Körper dar, ist aber inaktiv und zirkuliert überall im menschlichen Organismus. Erst mit der Umwandlung in Calcitriol durch das Enzym 1-alpha-Hydroxylase ist die Vitamin-D-Form erreicht, die als Hormon im Körper agiert.

# Die Wirkung von Vitamin D auf den menschlichen Organismus

Bislang galt Vitamin D lediglich als stärkender Stoff für die Knochen. Mittlerweile hat die Wissenschaft aber festgestellt, dass das Vitamin eigentlich auf nahezu alle Organe und Gewebe im Körper des Menschen wirkt, da überall Vitamin-D-Rezeptoren zu finden sind. Vitamin Da hat somit viele Wirkungen auf die Stoffwechselprozesse in der Haut, im Darm, im Herz oder auch im Gehirn.

Nicht nur für starke Zähne und gesunde Zähne ist Vitamin D von Bedeutung. Es scheint auch vorbeugend bei Herz-Kreislauf-Erkrankungen, Krebs und anderen Krankheiten wie Psoriasis, Rachitis, Bluthochdruck, rheumatoider Arthritis, Depressionen oder Störungen des Immunsystems wirken zu können.

## Wie wirkt Vitamin D?

Vitamin D wirkt sich auf eine Vielzahl von

Stoffwechselvorgängen und anderen Funktionen im Körper aus. Dazu gehören unter anderem:

- der Aufbau von Knochen, Gelenken und Zähnen
- die Steuerung der Kalziumaufnahme im Darm
- die Regulation eines intakten Immunsystems und damit die Abwehr von Infekten
- die Synthese körpereigene Antibiotika

- der Aufbau sowie der Erhalt einer normalen Funktion der Muskeln
- die normale Zellteilung
- die Reduzierung von entzündlichen Reaktionen im Körper
- der Erhalt des hormonellen Gleichgewichts
- die Reduktion von oxidativem Stress
- die optimale Übertragung von Signalen zwischen den einzelnen Zellen
- die innere Ruhe sowie ein besserer Schlaf
- eine Anpassung der Bewältigung von Stress
- die geistige Leistungsfunktion
- die Aufmerksamkeit sowie Lebensfreude

# Vitamin D als Regulator zahlreicher Körpervorgänge

Vor allem Vitamin D3 (Calcitriol) wirkt als Hormon und nimmt dabei Einfluss auf die Regulierung von verschiedenen Stoffen im Körper und die Steuerung von zahlreichen Vorgängen. Dabei wirkt Vitamin D3 – anders als viele andere Vitamine – auf ganze Körpersysteme des menschlichen Organismus.

Kommt es nun zu einem Vitamin-D-Mangel, dann werden diese zahlreichen Funktionen der einzelnen Körpersysteme nicht mehr ausreichend reguliert. Dies wiederum kann die Entstehung von verschiedenen Krankheiten begünstigen.

Vor allem Vitamin D3 hat Einfluss auf das Immunsystem, das Herz-Kreislauf-System, das Nervensystem, den Stoffwechsel sowie den Mineralstoffhaushalt und die Zellen.

# **<u>Vitamin D und der Stoffwechsel</u>**

Im Stoffwechsel übernimmt Vitamin D mehrere Aufgaben. Es sorgt für die Bildung von Insulin, indem es das so genannte Parathormon senkt. Die Insulinbildung wiederum wird durch Kalzium gesteuert, für dessen Aufnahme wiederum Vitamin D wichtig ist. Zudem kann das Vitamin die Insulinsensitivität und auch den Blutdruck beeinflussen.

Zahlreiche wissenschaftliche Studien zeigen mittlerweile, dass Vitamin D auch bei der Prävention sowie Behandlung von bestimmten Erkrankungen des Stoffwechsels von Bedeutung ist. Es wirkt sich unter anderem auf das metabolische Syndrom aus und kann bei der Therapie von Bluthochdruck, zu hohen Cholesterinwerten sowie Diabetes hilfreich sein. Calcitriol gilt zudem als Unterstützung in der Vorbeugung und Behandlung von Leber-, Nieren- und Darmerkrankungen.

# Auswirkung von Vitamin D auf die Knochen und den Mineralstoffhaushalt

Die Steuerung des Kalzium-Phosphat-Stoffwechsels sowie die Aufnahme von Kalzium ist eine wichtige Funktion von Vitamin D. Es kann einen Mangel an Kalzium verhindern und die Knochen stärken und festigen. Dadurch können Erkrankungen der Knochen wie Rachitis bei Kindern oder Osteoporose verhindert und auch behandelt werden. Auch brüchige Fingernägel, Zahnerkrankungen (auch entzündliche Zahnfleischerkrankungen) sowie Haarausfall kann so verhindert werden.

# Vitamin D und sein Einfluss auf das Immunsystem

Zwischen Vitamin D und dem adaptiven sowie angeborenen Immunsystem besteht eine enge Verbindung. Es kann das körpereigene Abwehrsystem stärken, da es die Produktion von antimikrobiellen

Peptiden anregt. Diese wiederum wirken gegen Infektionen, Erkältungen oder auch Grippe und zerstören die entsprechenden Krankheitserreger.

Da sich Vitamin D auf das adaptive Immunsystem auswirkt, kann es auch zur Verhinderung einer Überreaktion des Immunsystems beitragen und so der Entstehung von Autoimmunerkrankungen vorbeugen. Es soll dadurch auch präventiv gegen Allergien wirken können.

## Vitamin D und das Herz-Kreislauf-System

Da Vitamin D auf den Kalziumeinbau Einfluss nimmt, kann es auch den Blutfluss regulieren. Es ist somit in der Lage, Kalkablagerungen in den Gefäßen zu verhindern. Auch Bluthochdruck und andere Herz-Kreislauf-Erkrankungen können so vermieden werden.

# Die Wirkung von Vitamin D auf Gehirn und Nervensystem

Vitamin D kann sich positiv auf die Leistung und Entwicklung des Gehirns auswirken. Krankheiten des Gehirns kann mit dem Vitamin vorgebeugt werden. Wissenschaftlichen Untersuchungen zufolge besteht eine Verbindung zwischen einem Vitamin-D-Mangel und neurologischen Erkrankungen, Demenz, Alzheimer, affektiven Störungen oder auch Monoteuron-Erkrankungen.

Vitamin D und seine Wirkung auf Zellen

Da durch Vitamin D die Absorption von Kalzium erhöht wird, kann unter Umständen auch das Risiko für die Entstehung von Krebs gesenkt werden. Das Vitamin kann die Zellteilung hemmen und so das Wachstum von Tumoren verhindern. Vitamin D soll zudem Auswirkungen auf die Angiogenese und Metastasierung von Krebs haben, Patienten mit einem ausreichenden Vitamin-D-Spiegel im Blut weisen Untersuchungen zufolge eine höhere Überlebensrate auf.

# Krankheiten durch einen Vitamin-D-Mangel

Zeigt sich im Blut eine niedrige Vitamin-D-Konzentration, dann können damit verschiedene Krankheiten in Verbindung gebracht werden. Inwiefern ein solcher Mangel jedoch tatsächlich als Ursache für die Entstehung dieser Erkrankungen in Frage kommt oder ob er vielmehr die Folge der Erkrankungen ist, konnte bislang noch nicht ausreichend geklärt werden.

Fest steht aber, dass ein Vitamin-D-Mangel zumindest mit einer Vielzahl von Erkrankungen in Verbindung steht. Wenngleich bisher nicht geklärt ist, ob der Mangel auch die Ursache ist, gibt es durchaus einige durch Studien und Meta-Analysen festgestellte Hinweise darauf. Das liegt auch daran, dass mit einigen Krankheiten immer wieder niedrige Vitamin-D-Werte im Blut einhergehen. Die Forschung sieht bei folgenden Problemen deutliche Anzeichen für einen Vitamin-D-Mangel als Ursache:

- Übergewicht, Adipositas
- Asthma
- Autoimmunerkrankungen (z. B. Lupus)
- zu hohes Cholesterin
- Diabetes Typ 2
- chronische Erkrankungen der Nieren
- chronisch obstruktive Lungenerkrankung
- Depressionen, Wochenbettdepressionen
- Ekzeme
- Erkältungen, Grippe
- Herz-Kreislauf-Erkrankungen
- chronische Erkrankungen (z. B. Morbus Crohn, Multiple Sklerose, Psoriasis, rheumatoide Arthritis)
- Rachitis, Osteomalzie
- Parodontitis, Entzündungen des Zahnfleischs

# Vitamin D zur Prävention und Behandlung von Krankheiten

Einige wissenschaftliche Studien, die sich mit der vorbeugenden Wirkung von Vitamin D bei verschiedenen Erkrankungen beschäftigen als auch die Wahrscheinlichkeit für das Auftreten bestimmter Krankheiten in verschiedenen geografischen Regionen sprechen für die Verwendung von Vitamin D zur Vorbeugung sowie Therapie von verschiedenen Erkrankungen.

## Vitamin D zur Vorbeugung von Depressionen

Bekannt ist, dass Vitamin D unter gewissen Voraussetzungen bei Depressionen hilfreich sein kann. Für einen Mangel an Vitamin D sind vor allem ältere Menschen, Menschen mit Übergewicht sowie Diabetes-Patienten anfällig. Diese Personengruppen weisen interessanterweise oft auch ein höheres Risiko für Depressionen auf. Auslöser beider Phänomene könnte der geringe Aufenthalt im Freien und damit das fehlende Sonnenlicht sein. Typisch dafür ist auch die so genannte Winterdepression, bei der sich vor allem in den dunklen Monaten des Jahres depressive Verstimmungen und Bedrücktheit zeigen. Aus diesem Grund liegt die Annahme nahe, dass Depressionen die Folge eines Mangels an Vitamin D sein können. Vitamin D soll also vorbeugend bei Depressionen helfen.

## Vitamin D gegen Müdigkeit

Auch Müdigkeit und Antriebslosigkeit können Anzeichen eines Vitamin-D-Mangels sein. Gerade in den Wintermonaten, in denen das Sonnenlicht nicht ausreichend für die Produktion von Vitamin D ist, zeigen viele Menschen Müdigkeit. Hier hat auch die Regulation von Kalzium durch Vitamin D eine Bedeutung. Kommt es zu einer Störung der Kalziumeinlagerung, dann funktioniert der menschliche Organismus nicht reibungslos. Es äußert sich Müdigkeit, die Folge können Muskel- und Gliederschmerzen sein. Vor allem Vitamin D3 kann hier vorbeugend wirken.

## Vitamin D gegen Kopfschmerzen und

# **<u>Migräne</u>**

Vitamin D und Kopfschmerzen, die nicht durch Migräne bedingt sind, stehen in einem interessanten Zusammenhang. Wissenschaftler deckten auf, dass Kopfschmerzen häufiger auftreten, wenn die Betroffenen weiter weg vom Äquator leben. Im Bereich des Äquators strahlt die Sonne am stärksten und die für die körpereigene Vitamin-D-Synthese benötigten UVB-Strahlen sind hier sehr hoch. Forscher nehmen deshalb an, dass Vitamin D Kopfschmerzen und Migräne vorbeugen kann.

Vitamin D für die Knochengesundheit

Vitamin D hat aufgrund seiner Regulierung des Kalzium-Phosphat-Stoffwechsels und den Einbau von Kalzium in die Knochen einen entscheidenden Einfluss auf die Gesundheit der Knochen. Vitamin kann die Knochen stärken und festigen und so Erkrankungen wie Rachitis bei Kindern und Osteoporose vorbeugen.

Die Gefahr von Knochenbrüchen lässt sich durch die Zufuhr von Vitamin D3 und Kalzium deutlich verringern, denn die Knochen werden stabiler.

# Vitamin D zur Behandlung von Krankheiten

Bislang ist die Wirkung von Vitamin D bei der Behandlung verschiedener Krankheiten noch umstritten. Zwar gibt es inzwischen einige Studien, welche die positive Wirkung einer Supplementierung mit dem Vitamin bestätigen, allerdings stellen sie keine ausreichenden Belege für die Verwendung als wirksames Mittel bei Krankheiten dar. Lediglich bei der Therapie von Rachitis hat sich Vitamin als wirksames Therapeutikum erwiesen, präventiv wird es deshalb auch schon Säuglingen verabreicht.

Auch wenn es noch nicht als sicheres Therapeutikum betrachtet wird, lässt sich die positive Wirkung auf zahlreiche Funktionen des Körpers nicht abstreiten.

# Vitamin-D-Mangel – Wie lässt er sich therapieren?

Zu den häufigsten Nährstoffmängeln gehört in der modernen Zeit der Vitamin-D-Mangel. Die Konsequenzen für die Gesundheit können weitreichend sein.

In den vergangenen Jahren wurden immer wieder Studien durchgeführt, die aufzeigen, dass etwa 80 bis 90 Prozent aller Deutschen unter einem Vitamin-D-Mangel leiden. Ursache dafür ist die moderne Lebensweise. Da das Sonnenvitamin nicht nur über die Nahrung aufgenommen, sondern hauptsächlich durch Sonnenlicht in der Haut gebildet wird, ist eine ausreichende Sonneneinstrahlung von großer Bedeutung. Einem Vitamin-D-Mangel ließe sich bereits mit einem Sonnenbad von einer Dauer zwischen 15 und 30 Minuten (je nach Hauttyp) vorbeugen, dennoch schaffen es nur die wenigsten Menschen, ausreichend Sonne zu tanken und dem Körper so zu helfen, die Vitamin-D-Synthese anzuregen. Ein Mangel an Vitamin D ist also nie primär ernährungsbedingt. Das

Risiko für die Ausbildung eines Vitamin-D-Mangels kann jedoch durch eine Vitamin-D-arme Ernährung erhöht sein.

Die Folgen: Bei einem Vitamin-D-Mangel über einen langen Zeitraum kommt es zu typischen Symptomen wie Müdigkeit, Konzentrationsproblemen, einem geschwächten Immunsystem, Kreislaufproblemen, Schwindel oder auch Depressionen. Schlimmer sind jedoch die so genannten Spätfolgen, die sich erst nach einem längeren Vitamin-D-Mangel zeigen. Mit einer anhaltenden Unterversorgung stehen teils schwere Krankheiten in Verbindung. Es kann schlimmstenfalls zur Entstehung von Autoimmunerkrankungen, Erkrankungen des Herz-Kreislauf-Systems, chronischen Erkrankungen und Erkrankungen des Nervensystems kommen. Auf Dauer kann ein Vitamin-D-Mangel also den gesamten Organismus in Mitleidenschaft ziehen und so die gesamte Gesundheit negativ beeinflussen.

# Wer ist häufiger von einem Vitamin-D-Mangel betroffen?

Da vor allem Sonnenmangel einen Vitamin-D-Mangel verursacht, kann es bei bestimmten Personen ein erhöhtes Risiko für einen Mangel geben. Zu den Risikogruppen gehören:

- Menschen, die sich oft in geschlossenen Räumen aufhalten (z. B. bedingt durch die Arbeit)
- Menschen mit dunkler Haut (je dunkler die Haut, desto mehr Sonne ist für die Produktion von Vitamin D notwendig)
- alte Menschen (mit steigendem Alter lässt die Fähigkeit der Haut, Vitamin D zu bilden, nach)
- Menschen mit Hautkrankheiten (z. B. Schuppenflechte, welche die Vitamin-D-Bildung reduziert)
- kranke und bettlägerige Menschen, die nicht ins Freie können
- verschleierte Frauen

- Menschen, die Sonnenschutzmittel in großen Mengen verwenden

Wer zu diesen Risikogruppen gehört, sollte Vitamin-D-Präparate zur Vermeidung eines Mangels verwenden.

Hinzu kommt, dass sowohl bestimmte Krankheiten als auch Medikamente die Verwertung oder auch die Regulation von Vitamin D stören, selbst wenn die Vitamin-D-Versorgung eigentlich ausreichend ist. Meist ist dann die Umwandlung des Vitamins in seine aktive Form gestört, weshalb es seine Wirkung nicht entfalten kann.

Bei den folgenden Erkrankungen oder Medikamenten kann es zu Verwertungsstörungen kommen:

- bei Erkrankungen der Nieren, der Galle und der Leber
- bei Erkrankungen des nephrotischen Systems (Ausscheidung des aktiven Vitamin D über den Urin)
- bei Erkrankungen des Magen-Darm-Trakts sowie bei Fettverwertungsstörungen (mangelhafte Aufnahme des Vitamins im Darm)

- bei bestimmten genetischen Störungen (z. B. Mutation der 1-a-Hydroxylase, Überproduktion von relevanten Proteinen, Mutation des Fibroblaten-Wachstumsfaktors 23)
- bei Schilddrüsen- und Nebenschilddrüsenüberfunktion
- bei granulomatösen Erkrankungen
- bei Tumorerkrankungen
- bei bestehendem Magnesium-Mangel
- bei der Einnahme bestimmter Medikamente (u. a. Antiepileptika, Glucocorticoide)

# Wer ist häufiger von einem Vitamin-D-Mangel betroffen?

Die Deckung des Vitamin-D-Bedarfs erfolgt aus zwei Quellen:

1. durch die körpereigene Synthese in der Haut aufgrund der Sonneneinstrahlung
2. durch die Nahrungsaufnahme.

Abhängig ist der gesamte Bedarf dabei von Größe, Gewicht sowie Stoffwechsel der jeweiligen Person. Bei „gesunden" Männern wird von einem täglichen Bedarf von 1.000 Mikrogramm ausgegangen, wobei der Großteil durch die Sonne gedeckt werden muss.

Zwar wird Vitamin D in den Sommermonaten im Fettgewebe gespeichert, jedoch ist nicht sicher, ob der Körperspeicher die Vitamin-D-Versorgung in nennenswertem Umfang abdecken kann. Deshalb empfiehlt die DGE (Deutsche Gesellschaft für Ernährung) zur Vermeidung eines Mangels eine Supplementierung von 20 Mikrogramm pro Tag in den Wintermonaten. Forscher hingegen sprechen sich sogar für täglich 50 Mikrogramm Vitamin D aus, wobei oft erst mit einer täglichen Mengen von etwa 100 Mikrogramm ein optimaler Vitamin-D-Wert erreicht werden könne.

# Wann liegt ein Vitamin-D-Mangel vor

Um einen Vitamin-D-Mangel feststellen zu können, ist eine Blutabnahme notwendig. Nur so kann der Vitamin-D-Spiegel (genauer: der Spiegel des 25-OH-Vitamin-D) gemessen werden. Diese Form des Vitamin D zirkuliert im Blut. Je nach Wert wird in der Medizin von einem Mangel, einer Unterversorgung, einem Normalwert, einem hohen Wert und einer Überdosierung gesprochen:

- Mangel: < 20 ng/ml und < 50 nmol/l
- Unterversorgung: 20-30 ng/ml und 50-75 nmol/l
- Normalwert: 30-60 ng/ml und 75-150 nmol/l
- hohe Werte: 60-90 ng/ml und 150-225 nmol/l
- Überdosierung (ab): > 150 ng/ml und > 375 nmol/

# So lässt sich ein Vitamin-D-Mangel beheben

Das Ziel einer Therapie bei einem Vitamin-D-Mangel ist die Normalisierung der Blutwerte. Erreicht werden kann das durch Sonne und Solarium oder auch die Anwendung von Vitamin-D-Präparaten. Dabei muss die Therapie in zwei Phasen verlaufen:

1. Anfangstherapie, bei welcher die Körperspeicher bis zum Erreichen des gewünschten Vitamin-D-Spiegels aufgefüllt werden
2. Erhaltungstherapie zur Erhaltung des erreichten Vitamin-D-Spiegels

Dabei ist die Anfangstherapie nur notwendig, wenn der Bluttest einen starken Mangel an Vitamin D aufweist. Da die Körperspeicher bei einem Mangel oft erschöpft sind, ist es notwendig, diese bis zu einem stabilen Blutwert aufzufüllen. Die Erhaltungstherapie ist in der Regel im Winter von Bedeutung, weil die Sonne für die körpereigene Produktion von Vitamin D in diesen

Monaten nicht ausreichend ist.

Unter Umständen kann eine Erhaltungstherapie auch im Sommer notwendig werden, wenn es zu einem Sonnenmangel kommt. Dies kann beispielsweise der Fall bei der Arbeit in geschlossenen Räumen bis in die Abendstunden hinein, bei einer dauerhaften Anwendung von Sonnenschutzmitteln, beim permanenten Tragen von langer Kleidung oder auch bei krankheitsbedingter Bettlägrigkeit sein. Hier empfiehlt sich die Einnahme eines Vitamin-D-Präparats auch in den Sommermonaten.

Bei einem bestehenden Mangel an Vitamin D kann es zunächst bis zu vier Monate dauern, bis bei normalen Dosierungen von 2.000 bis 4.000 IE täglich eine Auffüllung der Körperspeicher erreicht ist. Deshalb ist vor allem bei einem starken Vitamin-D-Mangel eine begrenzte höhere Dosierung von 10.000 IE täglich angeraten, so dass der Blutspiegel schnell auf einen Normalwert gebracht werden kann. Ein Sommerurlaub kann einen ähnlichen Effekt haben, denn beim Tragen von Badekleidung kann der Körper bei starker Sonneneinstrahlung bis zu 10.000 IE pro Tag selbst produzieren.

Die Erhaltungstherapie richtet sich danach, ob sie im Sommer oder im Winter durchgeführt werden muss.

Im Sommer ist die vermutlich einfachste und zudem auch kostengünstigste Variante zur Erhaltung des Körperspeichers ein tägliches Sonnenbad von etwa 20 Minuten (freie Arme und kurze Hosen sind meist ausreichend) zur Deckung des Tagesbedarfs. Die Sonne am Vor- oder Nachmittag ist dabei am besten geeignet, verzichtet werden sollte auf Sonnencreme. Besteht wetterbedingter Sonnenmangel, dann empfiehlt sich die Einnahme eines Vitamin-D-Präparats mit einer Dosierung zwischen 400 und 1.000 IE.

Während den Wintermonaten ist die Sonneneinstrahlung aufgrund des flachen Einfallswinkels der Sonne nicht zur Erhaltung ausreichend. Aus diesem Grund sollten Nahrungsergänzungsmittel mit Vitamin D eingenommen werden. Hier liegt die Dosierungsempfehlung bei 800 IE pro Tag. Einige Empfehlungen gehen auch hin zu 2.000 bis 5.000 IE täglich. Der Besuch eines Solariums kann eine Alternative zur Prävention sein, wenngleich sich die Geister hier noch scheiden.

# **<u>Kofaktoren für die Behebung eines Vitamin-D-Mangels entscheidend</u>**

Bei der Wirkungsweise von Vitamin D spielen bestimmte Co-Faktoren eine wichtige Rolle. Ohne diese bleibt das Vitamin wirkungslos. Zu den Co-Faktoren gehören:

- Vitamin K2
- Magnesium</u>

Vitamin K2 aktiviert durch Vitamin D Proteine und sorgt für den Transport sowie die Verwertung des durch Vitamin D aufgenommenen Kalziums. Fehlt Vitamin K2, würde sich Kalzium als gefährlicher Plaque in den Gefäßen und Organen ablagern. Da ein Vitamin-K2-Mangel ebenfalls stark verbreitet ist, ist eine zusätzliche Einnahme von Vitamin K2 unbedingt anzuraten.

Magnesium sorgt für die Umwandlung von Vitamin D3 in seine bioaktiven Formen. Vitamin D bleibt ohne Wirkung, wenn ein Magnesiummangel vorliegt. Das

Problem: Zu hohe Dosen Vitamin D können zu einem höheren Magnesiumverbrauch führen und damit einen Magnesiummangel begünstigen. Magnesium sollte grundsätzlich im Rahmen einer Anfangstherapie zum Einsatz kommen. Präventiv ist die Anwendung bei Verdacht auf Magnesiummangel sinnvoll.

# Vitamin D in der Schwangerschaft – Wichtig für die kindliche Entwicklung

Im menschlichen Körper nimmt Vitamin D eine Vielzahl an Aufgaben wahr. Dabei hat es auch großen Einfluss auf die kindliche Entwicklung und die generelle Gesundheit des ungeborenen Kindes und der werdenden Mutter.

Zunächst ist Vitamin D natürlich für eine gesunde Entwicklung des Skeletts wichtig, aber auch auf die Ausbildung des Immun- sowie Nervensystems und andere Entwicklungsbereiche des Kindes hat das Sonnenvitamin Einfluss. Deshalb ist also die Versorgung der werdenden Mutter mit Vitamin D sehr wichtig. Eine optimale Entwicklung des Kindes kann nur durch eine ausreichende Vitamin-D-Versorgung gewährleistet werden. Gerade im Winter erreichen fast alle werdenden Mütter zu niedrige Vitamin-D-Spiegel im Blut und sogar im Sommer leidet die Hälfte aller schwangeren Frauen unter einem Vitamin-D-Mangel.

# <u>Wann sollte mit der Vitamin-D-Zufuhr während der Schwangerschaft begonnen werden?</u>

Bereits kurz nach Eintritt der Schwangerschaft wird der Vitamin-D-Stoffwechsel vom Körper optimiert. Sowohl der Vitamin-D-Spiegel als auch das Vitamin-D-Hormon Calcitriol erhöhen sich und es kommt zu einer vermehrten Bildung von Vitamin-D-Transportmolekülen. Schon im ersten Schwangerschaftsdrittel kommt es zu einer Verdreifachung des Calcitriol-Spiegels und einer Verdopplung der Transportmoleküle, was auf die Bedeutung von Vitamin D für die Schwangerschaft schließen lässt.

Ungefähr vier Wochen nach Schwangerschaftseintritt bildet sich die Plazenta, das Vitamin D aus dem mütterlichen Organismus wird sofort zum Kind transportiert. Der Vitamin-D-Spiegel in der Nabelschnur hängt dabei direkt vom Vitamin-D-Spiegel der werdenden Mutter ab. Zum Kind wird dabei aber nur das freie Vitamin D3 und 25-OH-D, also die Speicherform, transportiert. Mit Hilfe der

Nieren des Fötus und der Plazenta erfolgt dann eine von der werdenden Mutter unabhängige Regulation des Vitamin-D-Hormons beim ungeborenen Kind.

# <u>Welche Bedeutung hat Vitamin D für die kindliche Entwicklung?</u>

Vitamin D ist sowohl für die Entwicklung der Plazenta als auch für die Kindesentwicklung von großer Bedeutung. Die Wissenschaft geht davon aus, dass das Vitamin bei der epigenetischen Prägung des Kindes eine zentrale Rolle spielt. Einige Untersuchungen zeigen zudem, dass sowohl ein zu hoher als auch ein zu niedriger Vitamin-D-Spiegel der Mutter das Risiko für die Ausbildung von Allergien beim Kind begünstigen könnten.

Einfluss nimmt Vitamin D dabei scheinbar auf die folgenden Vorgänge:

- die Plazenta-Entwicklung
- die Gehirn-Entwicklung beim Kind
- die Entwicklung des kindlichen Immunsystems
- die Entwicklung von Organen sowie Skelett
- die Epigenetik (Genaktivität)

- auf die Stoffwechsel-Entwicklung des ungeborenen Kindes
- die Gewebezusammensetzung
- Die Bedeutung von Vitamin D für die werdende Mutter

In verschiedenen wissenschaftlichen Untersuchungen zeigte sich zudem, dass Vitamin D auch auf die mütterliche Gesundheit Einfluss zu nehmen scheint. So werden niedrige Vitamin-D-Spiegel im Blut mit dem Auftreten von Schwangerschaftsdiabetes sowie Bluthochdruck, Frühgeburten und auch bakteriellen Scheidenentzündungen in Verbindung gebracht. Allerdings ist bislang noch nicht eindeutig nachgewiesen, ob diese Symptome nur zeitgleich mit dem Vitamin-D-Mange auftreten, oder darin ihre Ursache begründet ist.

Angesichts der möglichen Auswirkungen auf die kindliche Entwicklung und auch auf die mütterliche Gesundheit ist eine optimale Vitamin-D-Versorgung vor allem während der Schwangerschaft von großer Bedeutung. Deshalb kann es sinnvoll sein, schon vor und spätestens mit Eintreten der Schwangerschaft auch den Vitamin-D-Spiegel im Blut testen zu lassen, der optimalerweise zwischen 40 und 60 ng/ml liegen sollte.

Erforscht werden konnte inzwischen, dass Werte unter 20 ng/ml zu Schwangerschaftsbeginn scheinbar das Risiko für einen Schwangerschaftsdiabetes erhöhen könnten. Weiteren Studien zufolge konnte sich ein Schwangerschaftsdiabetes sogar mit einer Vitamin-D- und Kalzium-Supplementierung behandeln lassen. Zumindest ist hier die Datenlage ein wenig aussagekräftig, wenngleich die teils noch klein angelegten Studien noch nicht als ausreichend gelten.

## **Wie sollte Vitamin D in der Schwangerschaft dosiert werden?**

Die korrekte Dosierung von Vitamin D in der Schwangerschaft ist sehr individuell und richtet sich unter anderem nach dem Körpergewicht, dem allgemeinen Lebensstil und auch der Sonnenexposition. Demnach ist für jede werdende Mutter eine individuelle Dosierung notwendig, um einen optimalen Vitamin-D-Spiegel im Blut erreichen zu können.

Nur der vorliegende Vitamin-D-Spiegel kann

Aufschluss darüber geben, welche Dosierung angestrebt werden sollte. Um Risiken zu vermeiden, sollte die Dosierung deshalb immer vom Arzt vorgegeben und entsprechend angepasst werden.

# Vitamin D für Babys und Kleinkinder – Vorbeugung von schweren Erkrankungen

Oft stellt sich die Frage, ob Vitamin D für Babys und auch Kleinkinder tatsächlich notwendig ist. Werdende Eltern haben die Empfehlung, ihrem Kind regelmäßig Vitamin D zu geben, sicherlich schon von Arzt oder Hebamme erhalten. Und das ist auch gut so. Denn Vitamin D kann zum Schutz vor Rachitis, einer schweren Erkrankung der Knochen, beitragen. Es wird zudem davon ausgegangen, dass es auch das Risiko für die Entstehung anderer Krankheiten senken kann.

# **<u>Warum ist Vitamin D für Babys so wichtig?</u>**

Der Körper wandelt – wie schon erwähnt – Vitamin D zu einem Hormon um, welches im menschlichen Organismus dann eine Vielzahl an wichtigen Funktionen erfüllt. Bereits im Mutterleib und auch nach der Geburt trägt es zur Entwicklung und Funktion des Immunsystems bei, nimmt Einfluss auf den Zellzyklus und spielt für das Herz-Kreislauf-System eine wichtige Rolle.

Bei Babys hat das Vitamin aber vor allem für die Steuerung der Aufnahme von Kalzium und Phosphat eine große Bedeutung. Beide Mineralstoffe sind für die Knochen wichtige Bausteine. Kommt es nun aufgrund eines Vitamin-D-Mangels dazu, dass die Mineralstoffe nicht aufgenommen werden können, bleibt das korrekte Knochenwachstum aus. Die Folge können schwere Fehlbildungen, weiche und brüchige Knochen sowie schwere Störungen des Stoffwechsels sein. Schlimmstenfalls kann sogar der Tod des Babys die Folge sein.

Die Rachitis-Vorbeugung ist der wichtigste Grund für

eine optimale Vitamin-D-Versorgung von Babys. Denn all die vorgenannten Symptome sind typische Anzeichen einer Rachitis. Bis zu Beginn des 20. Jahrhunderts war diese Mangel-Krankheit sehr gefürchtet, noch in den 1930er Jahren erkrankten tausende Kinder daran teils sehr schwer. Zunächst erfolgte eine Behandlung mit Lebertran, in welchem eine sehr hohe Menge an Vitamin D enthalten ist. Allerdings wusste das zur damaligen Zeit noch niemand. In dieser Zeit wurde jedoch auch festgestellt, dass die Haut Vitamin D mit Hilfe von Sonnenlicht selbst bilden kann, weshalb ab da auch erfolgreich Sonnenlicht und UV-Lampen in der Rachitis-Therapie zum Einsatz kamen. Inzwischen erhalten alle Babys nach der Geburt zur Vorbeugung Vitamin D.

Doch warum haben Babys zu wenig Vitamin D?

Nun stellt sich natürlich auch die Frage, weshalb Babys zunächst zu wenige Vitamin D im Blut aufweisen. So ist es bei gestillten Babys in der Regel eine schlechte Vitamin-D-Versorgung der Mutter, die wiederum den Vitamin-D-Mangel beim Kind begünstigt. Und auch ungestillte Babys können ihren

Bedarf in der Regel nicht über Flaschennahrung decken.

Da für die Bildung von Vitamin D zudem direkte Sonneneinstrahlung auf die nackte Haut notwendig ist und dies für Babys auch nicht optimal ist, fällt auch diese Option aus. Der Vitamin-D-Speicher ist schon bei Erwachsenen nicht immer hoch, bei neugeborenen Babys ist er noch geringer und die Gefahr eines Vitamin-D-Mangels umso größer. Hinzu kommt das enorme Wachstum des Skeletts in den ersten Lebensmonaten. Gerade in dieser Zeit kann ein Vitamin-D-Mangel schwere und oft auch unumkehrbare Fehlbildungen nach sich ziehen. Ein Mangel kann aufgrund der Wirkung des Vitamins auf Immun- und Nervensystem sowie Gehirn zudem zu Autoimmunerkrankungen, Entwicklungsstörungen und anderen Krankheiten führen.

Sowohl gestillte als auch ungestillte Babys sollte deshalb auch Vitamin-D erhalten. Stillende Mütter können unter Umständen den Bedarf schon decken, wenn ihr eigener Vitamin-Status entsprechend hoch ist. Doch erst bei einer täglichen Supplementierung von 5.000 bis 6.000 IE zeigt sich in der Muttermilch ein ausreichend hoher Vitamin-D-Spiegel zur Deckung des kindlichen Bedarfs.
Werden Kinder nicht gestillt, dass muss unbedingt

eine Supplementierung erfolgen. Hierzu können Vitamin-D-Tabletten in Wasser aufgelöst oder alternativ Tropfen oder Öl verabreicht werden. Vitamin-D-Tabletten sind zudem oft mit Flourid angereichert, für Babys werden deshalb oft Tropfen empfohlen.

## Welche Dosierung ist für Babys und Kleinkinder notwendig?

Um bei Babys und Kleinkindern einen optimalen Vitamin-D-Spiegel im Blut zu erreichen, werden folgende Dosierungen empfohlen:

- Frühgeborene: nach ärztlicher Absprache bis 1.000 IE täglich
- null bis ein Jahr: täglich zwischen 400 und 500 IE
- ab einem Jahr: 500 bis 600 IE pro Tag
- ab 2 Jahre: von September bis Mai zwischen 500 und 600 IE täglich

Auch bei Babys und Kleinkindern ist eine zusätzliche Gabe von Vitamin K2 angezeigt, da dieses mit Vitamin D eng zusammenwirkt und das durch Vitamin D aufgenommene Kalzium so besser verwertet werden kann. Dies ist vor allem im Säuglingsalter besonders wichtig. Inzwischen werden hierfür entsprechende Kombipräparate angeboten, in denen Vitamin D und Vitamin K2 im richtigen Verhältnis enthalten sind. Bei dem K2-Wirkstoff sollte es sich unbedingt um 100prozentiges all-trans Vitamin K2 MK7 handeln, denn alle anderen Formen gelten als fast wirkungslos.

# Die Vitamin-D-Körperspeicher –
# Die Reserve für den Winter

Vitamin D gehört zu den fettlöslichen Vitaminen und kann deshalb auch gut im Fettgewebe sowie in den Muskeln des Körpers gespeichert werden. Vor allem für das Leben in den europäischen Breitengraden ist das wichtig, denn wer im Sommer ausreichend Sonne tankt und so seinem Körper bei der Produktion von Vitamin D hilft, kann von den gefüllten Körperspeichern im Winter profitieren und den Bedarf in den Wintermonaten teilweise daraus decken. Da sich die Speicher aber leeren, kann der Körper keinen stabilen Vitamin-D-Spiegel im Körper aufrecht erhalten. Der Vitamin-D-Spiegel sinkt, je mehr sich die Speicher leeren.

Ausgiebige Sonnenbäder sind zunächst das beste und natürlichste Mittel zur Füllung der Vitamin-D-Speicher. Je nach Hauttyp kann der menschliche Organismus bei einem Aufenthalt von etwa 30 bis 60 Minuten in der Sonne 10.000 bis 20.000 IE Vitamin D selbst herstellen. Die weitere Produktion wird dann durch einen entsprechenden Regulierungsmechanismus verhindert, so dass es nicht zu einer Überdosierung kommen kann.

# Wie groß sind die Vitamin-D-Körperspeicher

Wie groß die Körperspeicher für Vitamin D sind, ist sehr individuell. Bei normalgewichtigen Personen wird von etwa 20.000 bis 100.000 IE ausgegangen. Studien haben ergeben, dass ein Kilogramm Fettgewebe etwa 4.000 IE Vitamin D enthält, was bei einem durchschnittlichen Körpergewicht von 70 Kilogramm einem Gesamtspeicher von 100.000 IE entspricht. Die tatsächliche Größe richtet sich aber nach der Körpermasse und der möglichen Vitamin-D-Aufnahme, stark übergewichtige Menschen weisen sogar Speichergrößen von bis zu 400.000 IE auf. Es ist deshalb auch davon auszugehen, dass bei einem niedrigen BMI die Körperspeicher wohl nicht zur Vitamin-D-Versorgung ausreichend sind.

Für den Aufbau von nennenswerten Vitamin-D-Körperspeichern ist vermutlich für einige Zeit die eine über den Bedarf hinausgehende Produktion oder

Aufnahme von Vitamin D notwendig.

# Welchen Beitrag leisten die Körperspeicher zur Vitamin-D-Versorgung?

In der Medizin wird davon ausgegangen, dass Vitamin D langsam und in kleinen Mengen freigesetzt wird. Für zum Teil harte Winter galten die Vitamin-D-Speicher als Absicherung für harte Wintermonate, in der modernen Zeit dürfte das wohl nicht mehr der Fall sein.

Betrachtet man sich beispielsweise die Gesamtgröße der Körperspeicher, dann zeigt sich auch, dass diese bei einem täglichen Bedarf von 2.000 bis 5.000 IE nur für eine begrenzte Zeit zur Vitamin-D-Versorgung geeignet sind.

# Vitamin D in Lebensmitteln – Welche Lebensmittel eignen sich zur Vitamin-D-Versorgung?

Vitamin D kommt auch in Lebensmitten vor, die zur Deckung des Bedarfs beitragen können. Dabei findet sich Vitamin D2 in pflanzlichen und Vitamin D3 in tierischen Lebensmitteln.

Vitamin D3 ist dabei die Form des Sonnenvitamins, die der Körper auch selbst herstellen kann und welche für den weiteren Stoffwechsel notwendig ist. Es ist aber recht einfach möglich, das Vitamin D2 in Vitamin D3 umzuwandeln, weshalb beide Formen durchaus für die Gesundheit von Bedeutung sind.

## Vitamin-D-Versorgung mit Präparaten

Vitamin-D-Präparate werden immer beliebter, da sie eine gute Methode zur Vitamin-D-Versorgung darstellen. Das Problem: Es gibt verschiedene Formen und kann es mitunter schwierig sein, das passende

Präparat zu finden.

# Die unterschiedlichen Darreichungsformen von Vitamin D

Vitamin D ist in unterschiedlichen Darreichungsformen erhältlich. Jede einzelne hat sowohl Vor- als auch Nachteile. Generell handelt es sich bei Vitamin D um ein fettlösliches Vitamin. Deshalb gilt für alle Präparate, dass sie nur zusammen mit Öl oder auch Fett absorbiert werden können und deshalb auch Präparaten der Vorzug gegeben werden sollte, die bereits in Öl gelöst sind oder zusammen mit Öl verabreicht werden können.

Vitamin-D-Tropfen und Vitamin-D-Öl

Als wahrscheinlich beste Form von Vitamin D zeigen sich Vitamin-D-Tropfen. Dabei ist das Vitamin schon in natürlichem Öl (z. B. MCT) gelöst. Die meisten Tropfen enthalten keine weiteren Zusatzstoffe und lassen sich leicht anwenden. Der Körper kann sich sehr gut aufnehmen und sie sind leicht dosierbar. Die geringere Haltbarkeit ist zwar ein Nachteil, aber mit den passenden Packungsgrößen dürfte das kein Problem darstellen.

# <u>Vitamin-D-Tabletten</u>

Vitamin-D-Tabletten sind die wohl bekannteste und am meisten verbreitete Form. Sie sind löslich und können somit auch in aufgelöster Form eingenommen werden. In den meisten Präparaten sind mittelkettige Triglyceride enthalten, welche für die Aufnahme des Vitamins von Bedeutung sind. Jedoch enthalten Vitamin-D-Tabletten oft auch unnötige Zusatzstoffe, die eigentlich nicht in Vitaminpräparate gehören. Das liegt unter anderem daran, dass sie die Wirkstoffaufnahme verhindern können und zum anderen können die Zusatzstoffe selbst gesundheitsbedenkliche Auswirkungen haben.

# Vitamin-D-Kapseln und Vitamin-D-Weichkapseln (Softgels)

Reiner als Tabletten sind Vitamin-D-Kapseln und auch Weichkapseln (Softgels). Kapseln enthalten oft nur Cellulose und Vitamin D, Weichkapseln bestehen meist aus der Gelatine-Hülle sowie Vitamin D in Lösung. Bei Vitamin-D-Kapseln besteht das Problem, dass das notwendige Öl für die Aufnahme des Vitamins fehlt. Weichkapseln sind aufgrund der Gelatine zudem nicht für Vegetarier und Veganer geeignet.

## Vitamin-D-Präparate aus der Apotheke

Bei den erhältlichen Vitamin-D-Präparaten ist zusätzlich zu beachten, dass es Unterschiede zwischen Nahrungsergänzungsmitteln und rezept- oder zumindest apothekenpflichtigen Medikamenten gibt.

Eine Unterscheidung ist dabei aber nur in der Dosierung zu finden. Zwar fehlt eine rechtliche Regelung dazu in Deutschland, in Nahrungsergänzungsmitteln ist jedoch meist nicht mehr als 1.000 IE Vitamin D pro Tagesverzehrempfehlung enthalten. Mengen, die darüber hinausgehen, gelten als Medikament und sind somit nicht frei verkäuflich.

# Weisen Vitamin-D-Präparate Nebenwirkungen auf?

Wird Vitamin D entsprechend den Dosierungsempfehlungen eingenommen, treten keine Nebenwirkungen auf.

Zu beachten gilt allerdings, dass die Einnahme von Vitamin D zu einem erhöhten Bedarf an Vitamin K2 und Magnesium führt. Liegt hier schon ein Mangel vor, kann die Einnahme von Vitamin D den Mangel verschlimmern und entsprechende Symptome hervorrufen. Da vor allem ein Magnesiummangel eher selten auftritt, sollte Magnesium nur bei entsprechenden Mangelerscheinungen eingenommen werden. Jedoch ist ein Vitamin-K2-Mangel weit verbreitet und so ist es nicht verwunderlich, dass viele Vitamin-D-Präparate in Kombination mit Vitamin K2 angeboten werden.

# Forschung zu Vitamin D liefert noch sehr widersprüchliche Ergebnisse

Vitamin D wird schon seit einiger Zeit sehr intensiv erforscht. Und dennoch zeigen sich immer wieder Unsicherheiten in Bezug auf die Wirksamkeit des Sonnenvitamins. Gerade in den Medien wechseln sich Erfolgsmeldungen und negative Beiträge immer wieder ab. Kein Wunder also, dass die Verunsicherung in Bezug auf mögliche positive oder eben auch negative Wirkungen von Vitamin D groß ist.

Problematisch erweist sich vor allem die Tatsache, dass viele Studien zu Vitamin D den Grundgedanken vertreten, es sei ein Medikament. Doch dem ist nicht so. Bei Vitamin D handelt es sich um einen Nährstoff. Die angesetzten Studien hingegen sind für Medikamente gestaltet und liefern entsprechend andere Ergebnisse. So sind bei der Untersuchung von Nährstoffen bestimmte Nährstoff-Spiegel im Blut von Bedeutung, die notwendig sind, um zur Erhaltung der Gesundheit und einer optimalen Funktion des

Organismus beizutragen.

Um Vitamin D richtig beurteilen zu können ist deshalb – anders als bei Medikamenten – nicht die Dosis von Bedeutung, sondern der Vitamin-D-Spiegel im Blut. Und dieser wiederum variiert sehr stark je nach Bevölkerung und auch Saison. Zudem ist die Wirkungskurve von Vitamin D individuell, denn jeder Mensch reagiert je nach Ausgangsspiegel und körpereigener Verwertung unterschiedlich auf eine bestimmte Dosis. In vielen Studien werden diese Tatsachen leider nicht berücksichtigt, in den wenigsten werden zudem die Ausgangsspiegel gemessen.

Die Frage der Studien müsste lauten „Welchen Effekt hat eine Korrektur des Vitamin-D-Spiegels?". Gefragt wird aber oft „Wie ist der Effekt bei der Einnahme einer bestimmten Menge an Vitamin D". Diese Grundannahme ist im Falle von Vitamin D falsch. Die Wirksamkeit von Vitamin D lässt sich also nur beurteilen, wenn Probanden mit einem Vitamin-D-Mangel an den Studien teilnehmen und der Mangel im Rahmen der Studie korrigiert wird.

Gerade placebokontrollierte Studien sind im Falle der Vitamin-D-Forschung suboptimal – vor allem dann, wenn keine passende Kontrollgruppe vorhanden ist. Studien zu Vitamin D sind nur sinnvoll, wenn sich in beiden Kontrollgruppen der Vitamin-D-Spiegel deutlich im Bereich eines Mangels bewegt. Es ist deshalb auch immer notwendig, dass zu Beginn einer Untersuchung der Vitamin-Spiegel aller Probanden gemessen wird.

## Dosierung als Problem in Studien zu Vitamin D

In Studien zu Vitamin D ist das Ziel die Korrektur des Vitamin-D-Spiegels. Und hier liegt das Problem: Die für eine Korrektur notwendige Dosis variiert in der Regel von Proband zu Proband. Die Dosis muss daher so eingestellt werden, dass sich auch tatsächlich eine Veränderung am Vitamin-D-Spiegel messen lässt. Viele Studien arbeiten jedoch mit zu niedrigen Dosierungen, da sie sich an den seit Jahren geltenden Empfehlungen orientieren. Diese sind nachweislich aber nicht ausreichend, um den Vitamin-D-Spiegel auch bis zu einem ausreichenden Maß zu erhöhen. Hinzu kommt, dass in den meisten Studien auch der End-Spiegel nicht gemessen wird oder zu geringe

Vitamin-D-Spiegel angestrebt werden. Eine Wirkung ist bei den angesetzten Dosierungen deshalb auch nicht zu erwarten.

Kritisch sollten alle Studien hinterfragt werden, welche mit Dosierungen von 400, 800 oder 1.000 IE arbeiten. Ein Vitamin-D-Mangel lässt sich mit diesen Mengen nicht beheben. Wirklich aussagekräftig ist eine Studie zudem nur, wenn zu jedem einzelnen Probanden auch die Veränderungen des Vitamin-D-Spiegels während der Untersuchung dokumentiert werden. Keine Aussagekraft haben im Zusammenhang mit Vitamin D statistische Mittelwerte.

Und auch wenn der Ausgangsspiegel gemessen wird – bleibt die Messung des Endspiegels aus, können keine sinnvollen Aussagen zur notwendigen Dosis getroffen werden. Entscheidend ist vielmehr der mit einer bestimmten Dosis erreichte Vitamin-D-Spiegel.

## **Fehlende Berücksichtigung der Co-Faktoren**

Bei Studien zu Nährstoffen werden leider auch die oft notwendigen Co-Faktoren nicht berücksichtigt. Nährstoffe wirken in der Regel nie allein, sondern sind auf bestimmte Co-Faktoren angewiesen, um ihre Wirkung zu entfalten.

Für Vitamin D sind die Kalzium, Vitamin K2 sowie Magnesium.

Viele Studien beachten nicht, dass Vitamin D nur dann eine Wirkung entfalten kann, wenn die Kalzium-Versorgung, die Versorgung mit Vitamin K2 sowie die Magnesium-Versorgung ausreichend sind. Treten hier Mangelerscheinungen auf, kann Vitamin D seine Wirkung nicht entfalten. Da Nährstoffe oft wie Medikamente als eine isolierte chemische Substanz betrachtet werden, kommt es so zu teilweise sehr widersprüchlichen Studienergebnissen. Um die tatsächliche Wirkung von Vitamin D untersuchen zu können, ist deshalb auch eine Optimierung der Versorgung mit den notwendigen Co-Faktoren notwendig.

Woran lässt sich eine gute Nährstoff-Studie erkennen?

Einer der weltweit führenden Experten für Vitamin D, Dr. Heaney, hat fünf Punkte zusammengestellt, an denen eine gute Nährstoff-Studie zu erkennen ist:

- Für den Eintritt in die Studie ist die Messung des Ausgangsspiegels und dessen Höhe von Bedeutung. Im Studienbericht muss der Spiegel erfasst werden.

- Es muss eine ausreichend hohe Veränderung der Nährstoffaufnahme erfolgen, um eine Änderung des Nährstoffstatus herbeiführen zu können. Durch geeignete Analysen muss dieser zudem quantifiziert werden können.

- Es muss eine Messung der Veränderung des Nährstoffstatus für jeden einzelnen Studienteilnehmer und eine entsprechende Dokumentation erfolgen.

- Die Hypothese muss lauten, dass eine untersuchte Wirkung aufgrund der Änderung des Nährstoffstatus eintritt.

- Es muss eine Optimierung des Co-Faktoren-Status erfolgen. Nur so lässt sich sicherstellen, dass der zu untersuchende Nährstoff nicht der einzige Faktor für das Ergebnis ist.

Die folgenden Fragen können dabei helfen, die Qualität einer Studie besser zu beurteilen:

1. Wird in er Studie und ihrer Hypothese erwähnt, welches Ergebnis die Änderung des Vitamin-Spiegels (nicht der Dosierung) liefert?
2. Erfolgte eine Messung der Ausgangsspiegel der einzelnen Probanden und wurden diese dokumentiert?
3. Zeigte sich sowohl in der Versuchs- als auch in der Kontrollgruppe ein Vitamin-D-Mangel mit ähnlichen Status-Werten?
4. Basiert die Ergebnis-Analyse auf den erreichten Vitamin-D-Spiegeln oder auf den Dosierungen?
5. Konnte der Mangel mit einer ausreichend hohen Dosierung (> 2.000 IE) behoben werden?
6. Kamen tägliche Dosen zum Einsatz oder wurden einmalige, extrem hohe Dosen verabreicht?
7. War die Studiendauer ausreichend lange?
8. Berücksichtigt die Studie auch notwendige Co-Faktoren?

Je mehr dieser Fragen sich mit „ja" beantworten lassen, umso höher kann die Qualität der Studie eingeschätzt werden.

# Vitamin D für die Gesundheit durchaus positiv

Zwar fehlen bislang noch wirklich aussagekräftige Studien, die die tatsächliche Wirkkraft von Vitamin D ausreichend bestätigen, sicher ist aber definitiv, dass ein zu niedriger Vitamin-D-Spiegel im Blut mit verschiedenen Erkrankungen einherzugehen scheint. Aus diesem Grund ist es deshalb sinnvoll, die Vitamin-D-Körperspeicher aufzufüllen, um mögliche Folgeerscheinungen zu vermeiden. Gerade in den Wintermonaten, in denen der Körper nicht die Hilfe der Sonne zur körpereigenen Vitamin-D-Produktion nutzen kann, sind entsprechende Nahrungsergänzungspräparate empfehlenswert.

# Haftungsausschluss

Die Umsetzung aller enthaltenen Informationen, Anleitungen und Strategien dieses Buchs erfolgt auf eigenes Risiko. Für etwaige Schäden jeglicher Art kann der Au-tor aus keinem Rechtsgrund eine Haftung übernehmen. Für Schäden materieller oder ideeller Art, die durch die Nutzung oder Nichtnutzung der Informationen bzw. durch die Nutzung fehlerhafter und/oder unvollständiger Informationen verursacht wurden, sind Haftungsansprüche gegen den Autor grundsätzlich ausgeschlossen. Ausgeschlossen sind daher auch jegliche Rechts- und Schadensersatzansprüche. Dieses Werk wurde mit größter Sorgfalt nach bestem Wissen und Gewissen erarbeitet und niedergeschrieben. Für die Aktualität, Vollständigkeit und Qualität der Informationen übernimmt der Autor je-doch keinerlei Gewähr. Auch können Druckfehler und Falschinformationen nicht vollständig ausgeschlossen werden. Für fehlerhafte Angaben vom Autor kann keine juristische Verantwortung sowie Haftung in irgendeiner Form übernommen werden.

# Urheberrecht

Alle Inhalte dieses Werkes sowie Informationen, Strategien und Tipps sind urheber-rechtlich geschützt. Alle Rechte sind vor-behalten. Jeglicher Nachdruck oder jegliche Reproduktion – auch nur auszugsweise – in irgendeiner Form wie Fotokopie oder ähnlichen Verfahren, Einspeicherung, Verarbeitung, Vervielfältigung und Verbreitung mit Hilfe von elektronischen Systemen jeglicher Art (gesamt oder nur aus-zugsweise) ist ohne ausdrückliche schriftliche Genehmigung des Autors strengstens untersagt. Alle Übersetzungsrechte vorbehalten. Die Inhalte dürfen keinesfalls veröffentlicht werden. Bei Missachtung behält sich der Autor rechtliche Schritte vor.

# Impressum

---

www.ingramcontent.com/pod-product-compliance
Lightning Source LLC
Chambersburg PA
CBHW051217250726
48655CB00006B/2463